LE

TABAC

SON HISTOIRE

SES EFFETS

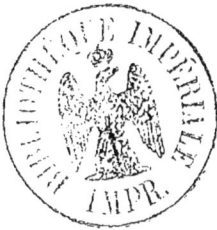

PAR LE DOCTEUR JOUSSET.

NOGENT-LE-ROTROU

IMPRIMERIE ET LITHOGRAPHIE DE A. GOUVERNEUR,

RUE DORÉE, 3.

—

1857

1858

LE TABAC

SON HISTOIRE, SES EFFETS.

———◄◦►———

L'homme est ainsi fait : au moral, au physique, il est
avide d'impressions fortes ; il aime l'émotion de la rue ;
il s'attache aux récits de batailles ; il se presse chaque
soir devant la scène dramatique du boulevard, et ne
hante la scène française qu'à ses grands jours; son oreille
préfère la musique bruyante à la mélodie ; son œil est
ébloui par le feu d'artifice ; son odorat recherche plutôt
la senteur âcre que le parfum délicat; son palais se délecte
du mordant de l'épice, du brûlant alcool ; son goût est
pour les mets à saveurs fortes et souvent étranges ; et ce
serait une longue et nauséabonde histoire que celle des
appétits humains, depuis celui du Samoyède, s'ingurgi-
tant, séance tenante, des lanières de plusieurs mètres de
poisson pourri ; celui du Tartare, échauffant et ramollis-
sant la viande de son repas sous la selle de son cheval ;

celui du Persan, assaisonnant tous ses mets avec cette
affreuse drogue, l'*Assa fœtida,* qu'il appelle le met des
dieux, et qu'à plus juste raison nous appelons en Europe
.... *stercus diaboli;*

« Le latin dans les mots brave l'honnêteté,
» Mais le lecteur français veut être respecté. »

Celui du patricien romain, servant à ses convives les
murènes nourries avec la chair vivante des esclaves;
jusqu'à celui du riche Européen, étalant sur ses tables
ces mollusques, ces crustacés hideux à la vue, étranges
au goût.

L'homme, après avoir épuisé les plaisirs des sens, et
cela jusqu'à la satiété, a recherché d'autres sources de
jouissance, même en dehors de ce qui est naturel et
connu. Son esprit est inventif, il a trouvé des moyens
nouveaux — doit-on dire de jouissance? L'homme a
réussi, suivant ses désirs, à se créer des impressions
étranges et d'un ordre singulier. Il a choisi certaines
substances, les plus fortes de la création; il les apprête
par des moyens particuliers, et ces substances fortes,
rendues encore plus fortes par l'apprêt, il se les fourre
dans le nez ou il les mâche, et il se donne ainsi dans le
nez et dans la bouche une impression à part qui ne peut
être comparée à rien de ce qui sert ordinairement aux
besoins humains. Ou bien encore, ces mêmes substances
sont brûlées par un procédé propre et la fumée qui est
produite est aspirée par le nez et par la bouche, opéra-
tion d'où résulte un double effet : le premier, de déter-
miner sur les parties qui en ont le contact une impression

qui ne peut être comparée à aucune autre, et un second effet, le retentissement sur le cerveau dont la fonction se trouve exaltée ou déprimée suivant le but que l'on se propose, selon la dose employée, selon les tempéraments individuels et spéciaux, selon la substance qui a été employée. Cet état particulier du cerveau est multiple et se comporte un peu à la manière d'un phénomène qui est connu de tous, pour avoir été observé chez les buveurs d'alcool. L'ivresse produite par ce liquide est variable suivant le caractère des gens, gaie ou triste, spirituelle ou abrutie, augmentant les facultés de l'homme ou les supprimant.

Les peuples ont été ingénieux à trouver des substances qui aient la propriété de déranger la faculté sensoriale. Un travail de statistique du professeur Johnson nous apprend quelle a été la fertilité d'invention des peuples :

« La Sibérie a ses fongus. »

Ce sont des sortes de champignons que l'on fait brûler, dont on respire la fumée pour se donner un état analogue au sommeil. On a tenté ces derniers temps d'engourdir la sensibilité générale par ce genre d'aspiration, afin de rendre la peau sans douleur, sous le couteau tranchant du chirurgien. Le succès n'a pas répondu au but qu'on se proposait.

« La Turquie, l'Inde, la Chine ont leur opium. »

Tout le monde connait l'opium de réputation dans notre Europe : son usage est médical ; à faible dose, il communique un sommeil doux et paisible ; on croit assez généralement qu'une dose un peu plus élevée plonge dans le sommeil dont on ne se réveille pas. Or c'est précisément l'opposé qui arrive, et c'est sur cet éveil exagéré qu'est fondé l'emploi que tout l'Orient fait de l'opium. Les Orientaux, soit chez eux, soit dans des établissements publics, analogues à nos cafés, dégustent l'opium en nature ou l'absorbent en fumée pour se communiquer des impressions fantastiques, dont le résultat final est de les plonger dans une rêverie plus ou moins féerique, ou parfois de les exalter au point de leur faire commettre des actes coupables, furieux et sanguinaires. Un résultat dernier pour les consommateurs d'opium, commun du reste à tous ceux qui se livrent à des impressions exagérées par n'importe quel moyen, est l'abrutissement et une vieillesse précoce et infirme. Les buveurs d'eau-de-vie nous donnent chez nous l'image d'une décrépitude analogue.

« La Perse, l'Inde et la Turquie avec toute l'Afrique,
» depuis le Maroc jusqu'au cap de Bonne-Espérance, et
» même les Indiens du Brésil ont leur chanvre et leur
» haschisch. »

Extrait de chanvre, haschisch sont employés à la manière de l'opium et produisent les mêmes résultats, savoir : l'exaltation, puis la réaction dépressive, avec cette différence que extrait de chanvre, haschisch, produisent des hallucinations encore plus fortes, souvent plus furieuses et conduisant plus tôt à la démence et au dépérissement ; car telle est la loi de la nature, on ne surexcite point la vie sans qu'il n'en coûte une mort anticipée.

« L'Inde, la Chine, et l'Archipel du Levant ont leur
» noix de bétel et leur poivre de bétel. »

Nul n'a lu des histoires de voyage sans avoir remarqué
cette habitude de certains peuples de mâcher incessamment du bétel, par désœuvrement, pour s'exciter la
bouche et peut-être aussi aider la digestion.

« Les iles de la Polynésie ont leur ava quotidien ; le
» Pérou, la Bolivie, leur interminable coca ; la Nouvelle-
» Grenade et les chaînes de l'Hymalaia ont leurs pommes-
» épines rouges et communes ; les Indiens de la Floride
» ont leur houx émétique ; le Nord, l'Europe et l'Amé-
» rique ont leur pédum et leur galle douce ; les Anglais
» et les Allemands ont leur houblon ; et le monde entier,
» peut-on dire, a son tabac. »

Et c'est celui-ci qui va être l'objet de notre étude.

Le Tabac, *nicotiana tabacum*, était inconnu des anciens;
l'Amérique est sa patrie. Il appartient botaniquement à la
famille naturelle des solanées, famille très-mal famée,
car son nom provient du mot *solatium*, consolation, plai-
santerie funèbre qui ne signifie pas moins que dévastation,
ruine, mort. Dans cette famille des atrides, le tabac a
pour parents proches la jusquiame, dont quelques feuilles
abandonnées dans votre chambre à coucher vous donne-
ront des tremblements convulsifs, un assoupissement
léthargique, le délire ; le datura stramonium, au moyen
duquel les voleurs vous procurent un sommeil forcé qui
leur permet de consommer leur crime ; la belladone
(*atropa*, mort), un narcotique des plus puissants ; la

mandragore, si connue dans les filouteries supersti-
tieuses, etc.

La plante s'élève à un mètre environ, se compose de
feuilles charnues et de fleurs roses qui en terminent le
sommet en panicule. Toutes les parties de la plante frois-
sées entre les doigts exhalent une odeur forte, vireuse,
désagréable. Ses feuilles émondées, soumises à un certain
degré de fermentation, sechées ensuite, roulées sur elles-
mêmes, réduites en fragments ou en poudre constituent
le tabac à fumer ou à priser. Dans cet état, le tabac a
perdu son odeur vireuse pour en prendre une piquante,
forte, agréable pour ceux qui y sont accoutumés ; mais
il a conservé sa saveur âcre et toutes ses propriétés
délétères.

Les Espagnols les premiers paraissent avoir bien connu
la plante qui nous occupe, dans la province de Tabago,
dans le golfe du Mexique. Les habitants s'en servaient à
titre de médicament pour combattre certaines maladies.
Les prêtres, dans les circonstances solennelles, particu-
lièrement lorsqu'ils voulaient prédire quelqu'événement
important, en respiraient la fumée qui les jetait dans une
situation mentale propre au but qu'ils se proposaient.

Dès la découverte du Nouveau-Monde, Christophe
Colomb, abordant l'île de Cuba, avait remarqué lors de
son premier voyage un certain usage familier aux indi-
gènes : Mes deux envoyés, dit-il dans sa relation, à la
date du six novembre 1490, trouvèrent en route beaucoup de gens qui revenaient dans leurs villages, et les
hommes de même que les femmes portaient à la main un

charbon allumé, et des herbes pour en prendre les parfums, ainsi qu'ils ont coutume. Il y a apparence, réplique J. Regnaud, que Colomb eut été bien autrement étonné de cette mode bizarre qu'il ne fait que signaler en passant, s'il avait pu savoir qu'elle deviendrait un jour commune à toutes les parties de la terre; que la plante dont il voyait brûler les feuilles, réduite en poudre, fournirait à un genre de consommation bien plus inouï et plus extraordinaire; que sa saveur violente ne l'empêcherait même pas de devenir, sinon un aliment, du moins un des tributaires du goût; qu'enfin de tous les fruits particuliers à la terre qu'il venait de découvrir, aucun peut-être ne causerait dans l'agriculture des divers pays et le commerce général du monde plus de mouvement et n'introduirait dans les mœurs domestiques de l'Europe et de l'Asie une plus notable nouveauté.

Un contemporain de la découverte du Nouveau-Monde, Las-Cases, ajoute dans son histoire des Indes, à l'occasion de cette rencontre :

C'étaient des herbes sèches renfermées dans une certaine feuille également sèche de la forme de ces mousquets dont les enfants se servent le jour de la Pentecôte. Ils les tenaient allumés par un bout, et suçaient l'autre.

Comme on voit, le cigare était trouvé.

L'esprit d'imitation fit bientôt adopter cette mode par les Espagnols. J'ai connu dans cette île, dit Las-Cases, des Espagnols qui s'habituaient à se servir de cette plante; et comme on leur faisait des reproches à ce sujet, en leur disant que c'était mal, ils répondaient qu'il ne dépendait pas d'eux de l'abandonner ; je ne sais quelle saveur et quel bien ils en retiraient.

Le tabac fut introduit en France pour la première fois, en 1560, par Nicot, ambassadeur à la cour de Portugal, qui en offrit des graines, des feuilles, de la poudre à la reine Catherine de Médicis, d'où le nom d'herbe à la reine qu'on lui donna tout d'abord. Aujourd'hui le nom consacré est nicotiane, tabac, du nom de l'introducteur et de la ville où la plante fut trouvée.

La propagation du tabac qui est devenu dans l'univers une mode générale, je dirais presque un besoin et une passion, ne se fit point en France et dans les autres pays sans contestation ni opposition. La plante était d'une grande énergie d'action, mal connue, dangereuse dans des mains inexpérimentées, capable de donner la mort ; donc rien d'étonnant que les gouvernements se soient préoccupés de son introduction dans la société et que des réglements sévères aient contrarié ses premiers pas. Jacques premier, roi d'Angleterre, en 1604, le pape Urbain VIII, en 1624, se montrèrent rigoureux contre l'emploi du tabac et défendirent sous des peines répressives d'en faire usage de quelque manière que ce fût. Cette proscription s'étendit chez presque tous les gouvernements de l'Europe ; en Perse, en Turquie, l'on menaça de couper le nez et même de punir de mort ceux qui seraient surpris faisant usage de cette drogue. Partisans, adversaires du tabac pronèrent et combattirent à l'envi son usage : les premiers voulurent l'introduire même dans la médecine, et

en firent un remède à tous maux ; les seconds prétendi-
rent qu'il n'était sorte de maux qu'il ne put produire.
Il existe un catalogue curieux de tous les livres, écrits
pour et contre, au début du règne du tabac en Europe.
Un Allemand, doué de toute la patience allemande, a
conservé les titres de ces volumes dont le nombre dépasse
cent. Et malgré cette lutte, ou à cause de cette lutte,
véritable fruit défendu, le tabac s'est imposé à l'univers.
Le philosophe ne s'étonnera-t-il pas de ce phénomène,
un des plus singuliers que l'histoire de l'homme puisse
offrir. Une plante végète ignorée en Amérique ; vers
1560, elle est apportée en Europe ; son odeur est repoussante, sa saveur est désagréable ; elle blesse les tissus
vivants avec lesquels on la met en rapport ; tout semble
devoir la tenir éloignée de l'homme. Eh bien ! tout le
contraire arrive ; avec cette substance, l'homme imagine
de tourmenter deux de ses surfaces sentantes, celle de
l'odorat, celle du goût. Ces agressions lui plaisent, lui
sont agréables ; elles deviennent même pour lui des jouissances. Dès lors tout le crédit de la plante est assuré ;
tous les jours elle acquiert de nouveaux prosélytes. En
vain on porte des lois prohibitives contre cette plante,
en vain on punit ceux qui s'en servent, son action a créé
comme un nouvel appétit qu'il faut satisfaire.

Qu'est-ce donc enfin cette plante trouvée chez les sau-
vages du Nouveau-Monde ; qui, à son apparition dans
l'Ancien Continent, s'attire la réprobation des rois, des
papes, des savants, les rigueurs de la législation ; que
les médecins si ingénieux pour appliquer aux besoins de
l'homme les substances de la nature, n'ont pu faire en-

trer et maintenir dans leur arsenal de guérison ; qui a
suscité tant de malédictions, et qui pourtant, malgré
tant d'obstacles, règne sur le monde entier ? A-t-elle des
propriétés mystérieuses ; agit-elle sur les facultés de l'esprit et du cœur pour rendre l'homme plus intelligent et
meilleur ? Flatte-t-elle agréablement les sens de la vue,
de l'odorat, du goût ; se produit-elle par quelque mérite
spécial et merveilleux ; est-elle digne du haut rang qu'elle
a usurpé ; a-t-elle quelqu'utilité ou agrément ? Entrons
dans ce sujet, le livre de la science et de l'observation à
la main :

Si les savants qui s'occupent d'histoire naturelle, tenant
compte des caractères physiques de la nicotiane, l'ont
classée dans la famille des solanées ; si elle appartient
nécessairement au groupe des plantes les plus venimeuses
de la création, les chimistes, eux aussi, ont voulu avoir
le dernier mot de ses éléments intrinsèques ; et le professeur Vauquelin, l'analysant au commencement de ce
siècle, avec les ressources que donnait la science nouvelle, l'a trouvée composée d'éléments très-complexes
dont le principal est une sorte d'huile empyreumatique
retirée par la distillation et douée d'une énergie exces-
sive, d'une puissance délétère terrible. Une seule goutte
appliquée sur la langue, ou donnée en lavement délayée
avec de l'eau a suffi pour faire périr sur le champ des
chats et des chiens.

L'analyse reprise dans ces dernières années par des
chimistes français et étrangers a démontré dans le tabac
l'existence d'un principe particulier qu'on a pu isoler et

expérimenter, la nicotine. Cette substance à dose faible tue avec la rapidité de la foudre et est un des poisons les plus violents connus.

L'usage veut que le tabac s'emploie de trois manières : en poudre, il est aspiré par le nez ; ou bien réduit en fumée, celle-ci est aspirée par la bouche ; enfin il est chiqué, mâché. Toutes les surfaces avec lesquelles il est en contact en sont affectées désagréablement ; il faut du temps pour s'y habituer ; mais consécutivement son influence se fait sentir sur le cerveau ; et cette influence spéciale du tabac sur le cerveau est la grande condition de sa faveur, de son succès.

Chez les personnes qui n'y sont pas habituées, l'usage du tabac détermine une série de phénomènes qui lui sont propres. Si on introduit dans les narines une très-petite quantité de tabac en poudre, presqu'aussitôt que cette poudre est mise en contact avec la membrane pituitaire, survient un éternument plus ou moins violent qui se répète ; à la suite duquel la sécrétion de la membrane est augmentée. De nouvelles prises de tabac renouvellent les mêmes phénomènes auxquels se joignent d'abord le larmoiement, un léger mal de tête, et quelquefois des vertiges.

La chique provoque une abondante salivation, des nausées, des vomissements, des vertiges, un mal de tête insupportable, une ivresse analogue à celle que produit l'abus des boissons alcooliques. On ne sort de là que par un sommeil plus ou moins prononcé.

Le tabac brûlé dans une pipe et aspiré en vapeur produit des effets analogues.

L'art médical a dû tenter d'utiliser l'action énergique du tabac ; il a été obligé d'y renoncer, tant les effets sont violents pour les novices dans l'exercice de la pipe, difficiles à maîtriser, compromettants. Les fumeurs de profession sont inaccessibles à l'effet médical. Il est plus opportun d'user de secours plus certains d'action, d'efficacité mieux entrevue, moins dangereux. Personne n'ignore qu'une petite quantité de tabac administrée en lavement amène des coliques affreuses ; le tabac est-il ingéré dans l'estomac, son effet n'est pas moins sûr et prompt. C'est à la connaissance de tous. Le poète Santeuil, le célèbre auteur de nos hymnes d'église, mourut en peu d'heures pour avoir pris quelques pincées de tabac d'Espagne qu'une dame, près de laquelle il dînait, lui avait mêlées à son insu dans du vin. L'Europe entière a retenti, voilà peu d'années, du crime commis par le vicomte de Bocarmé ; celui-ci, pour capter la succession de son beau-frère, l'attire sous un prétexte dans son salon, le terrasse, lui laisse tomber sur les lèvres quelques gouttes de la partie active du tabac, et la victime mourait comme foudroyée.

Les livres de médecine sont remplis d'exemples fâcheux sur les effets du tabac : deux frères furent frappés d'apoplexies mortelles, dit le professeur Rostan, pour avoir fumé des cigares avec excès, à la suite d'un pari.

L'habitude du tabac, dit le savant Porret, amaigrit, affaiblit la mémoire, etc.; on a des exemples de vertige, de cécité, de paralysie.

Le naturaliste Murray rapporte l'histoire de trois enfants qui furent pris de vomissements, de vertiges, et moururent en vingt-quatre heures pour avoir eu la tête frottée avec un onguent de tabac.

Selon Sautrel, un grenadier mourut pour avoir avalé, par mégarde ou par entreprise, le jus de la pipe.

Ramazini, qui s'est occupé des maladies des classes ouvrières, cite une jeune fille qui mourut dans des convulsions pour avoir couché dans une chambre où l'on avait rapé du tabac.

Le professeur Orfila, d'illustre mémoire, classe le tabac dans les narcotiques âcres les plus violents.

On lit dans le journal *La Patrie*, 1er avril 1857, le fait suivant :

Un habitué d'un des cercles de Paris, M. C... (sans doute un fumeur émérite) avait parié qu'il fumerait sans désemparer, en six heures, douze cigares de 25 centimes. Il était convenu que le fumeur ne pourrait boire qu'une chope de bière pendant ces six heures. Tout se passa bien jusqu'au huitième cigare. A ce moment M. C... éprouva une espèce de vertige; il voulait cependant continuer, malgré l'invitation des personnes chargées d'assister à l'exécution du pari et fuma la moitié d'un neuvième cigare; mais il ne put finir et fut pris de vomissements violents. Un médecin appelé en toute hâte s'empressa d'administrer à M. C... un remède énergique et déclara que dans son opinion, les vertiges dont s'était plaint le

parieur, et les vomissements qui les avaient suivis avaient
été causés par la nicotine, cette substance vénéneuse que
contient en grande quantité le tabac, et dont un procès
célèbre a fait connaître, il y a quelques années, les
terribles effets. Heureusement l'indisposition de M. C..
n'a pas eu de suite, et l'intrépide fumeur a pu s'avouer
vaincu, en jurant qu'il ne recommencerait pas l'épreuve.

Malgré la gravité et l'autorité de ces citations d'hommes
tous marquants dans la science, chacun se dira : mais
nous fumons tous et nous nous portons bien ; nous ne
voyons se produire aucun des phénomènes ci-dessus
énoncés ; qu'est ce roman qu'on nous fait à plaisir ?

Voici exactement ce qui arrive, chacun l'avouera,
quand pour satisfaire à la mode et faire comme tout le
monde, quand par vanité et par oisiveté (nous n'admet-
tons pas qu'on fume par utilité) on se livre pour la première fois à l'exercice de la pipe. Pour concentrer le
récit, nous étudions en ce moment l'effet seul du tabac
en fumée, et d'autant plus que ce mode s'est généralisé.

Les premières aspirations de fumée de tabac sont
déplaisantes à la bouche ; puis très-peu après surviennent
des nausées et enfin de véritables vomissements. L'esprit
se trouble, la tête est un peu douloureuse, puis la douleur devient insupportable, les vertiges surviennent, on
ne peut plus se tenir debout, on tombe ; on est en proie
à un mal-être général immense, la fièvre s'allume, la
raison se perd. Cet état persiste plus ou moins de temps,
selon la sensibilité individuelle et la dose de tabac absorbé.

On a subi pendant ce temps une véritable maladie. Quand nous reprenons nos sens, que le calme succède à l'orage, il reste une fatigue extrême qui ne disparaît qu'après quelques jours. L'esprit d'imitation qui est si puissant, la mode qui nous domine, l'amour-propre, ce mobile de nos actions, nous poussent à de nouvelles tentatives ; nous fumons de nouveau, mais avec plus de réserve ; les mêmes effets se reproduisent avec une intensité décroissante, jusqu'à ce que enfin l'habitude ait supprimé les inconvénients disgracieux. Car l'habitude joue un grand rôle dans notre vie. Dame Nature a été prodigue de ses largesses envers l'homme ; elle a prévu que son favori abuserait de tous les dons qu'elle lui a faits ; que l'homme compromettrait sa santé, sa paix, son bonheur, sa vie par des jouissances des sens forcenées, que l'ensemble de l'existence humaine serait compromise si elle ne lui octroyait pas un nouveau don préservateur, si elle ne garantissait pas d'un bourrelet la tête de son enfant, et, dans un besoin de conservation, elle l'a comblé d'une dernière faveur, la faculté de l'habitude, puissance spéciale au moyen de laquelle l'homme peut s'exposer à mal sans succomber. Ainsi le malade prend de légères quantités d'opium qu'il augmente assez rapidement sans inconvénient. Peu à peu le consommateur d'eau-de-vie arrive à absorber des quantités de ce liquide qui seraient meurtrières à un débutant. Qui ignore l'histoire de Mithridate, se rendant, par l'usage, inaccessible aux mauvais effets des poisons et qui, ayant besoin de mourir, n'eut plus d'autre ressource que son épée. L'homme de l'Orient, arrive à consommer des doses énormes d'extrait de chanvre et de haschisch sans périr. Certaines femmes de

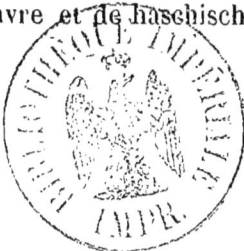

3

la Bohême, chose incroyable et pourtant réelle, mâchent
impunément certaines terres imprégnées d'arsénic pour
se conserver le teint frais. De même l'habitude nous
sauve des dangers, ou des inconvénients de l'emploi du
tabac. Et que l'on ne croie pas cependant que l'immunité
soit complète, que tout mal soit écarté. Le consommateur d'alcool, d'opium, de haschisch à la longue perd sa
santé et son intelligence ; celui qui abuse du tabac n'est
point à l'abri de mal. Il n'est pas de fumeur qui ne donne
une partie de sa santé à ce déréglement nouveau. Généralement le fumeur a les traits jaunis, fatigués, plombés;
il détruit ses dents à ce contact âcre et corrosif. Et n'avez-
vous pas été frappés de voir ces hommes puissants encore
par l'âge et la résistance de la jeunesse : leurs mains
tremblent, leur démarche est incertaine, le corps s'in-
cline, il ne se tient plus, car il s'est déclaré une maladie
de la moëlle épinière, le corps est frappé de paralysie
générale et la victime traîne une existence malheureuse
jusqu'au dénouement fatal. Les siècles précédents nous
avaient épargné ce douloureux spectacle.

Non, l'accoutumance de la pipe n'exclut pas tous les
inconvénients; il en est même qui ne se présentent
qu'après une longue pratique et chez les fumeurs con-
sommés ; l'habitude de fumer, par l'excitation continuelle
qu'elle exerce sur les glandes salivaires, et la grande
quantité de salive dont elle détermine l'excrétion, produit
un amaigrissement sensible et un dépérissement compro-
mettant. Trop souvent les dents se noircissent, se carient,
les gencives deviennent fongueuses et rouges et contrac-
tent une fétidité repoussante.

Dirons-nous ce que chacun sait si bien, que l'usage du tabac aspiré en poudre par le nez finit souvent par émous-ser et quelquefois anéantir la sensibilité de la pituitaire, et par conséquent de l'organe de l'odorat? On le sait trop encore, il est peu agréable d'être en conversation de tête à tête avec un priseur; on est bientôt dégoûté de l'odeur du tabac échauffé et fermenté qui s'exhale.

Voilà certes bien des motifs de réprobation énergique, et, prodigieux contre-sens, le tabac que l'on se fourre dans le nez, que l'on mâche en feuilles, que l'on brûle et que l'on aspire en fumée; qui n'est point le rival par le parfum de l'ambre et de la rose; qui n'est point une panacée, un orviétan ayant des vertus merveilleuses et disputant l'homme à la nécessité de mourir; qui, en pou-dre, diminue la mémoire et détruit la finesse de l'odorat, cause des vertiges, a produit quelques exemples de cécité et surtout d'apoplexie; qui, mâché, rend l'haleine infecte et cause de terribles désordres dans l'estomac; qui, aspiré en fumée, les premières fois, vous rend affreusement malade, et puis, après habitude prise, ne vous fait pas de bien; qui rend maigres, hâves, sujets à la colique, au vomissement, à la migraine, au vertige, au tremblement musculaire, aux affections aiguës et chroniques de la poitrine les ouvriers qui le préparent; qui est un des poisons les plus actifs connus; qui a subi la proscription des gouvernements; le tabac qui s'est introduit dans les habitudes de la population en vrai fruit défendu qu'il est, au moins se recommande-t-il par quelque influence heu-reuse sur l'esprit, en lui procurant une jouissance volup-tueuse quelconque? Donne-t-il une sorte d'ivresse qui

procure des idées et des rêves agréables ? Comme l'opium,
comme le haschisch, communique-t-il un résultat certain,
incontestable, une ivresse rêveuse, un sommeil fou, des
hallucinations réelles? Non, hélas! il n'en est rien. Un
littérateur distingué, de l'opinion duquel il faut tenir
compte, parce que dans ses œuvres critiques il a envisagé
les réalités de la vie, hommes et choses, avec finesse,
esprit et bonheur, Karr, va se charger de la réponse :

« Pour mon compte, dit-il, je nie le bon effet. Le tabac
n'enivre pas, il soûle. Non, vous ne cherchez pas dans
le tabac un assoupissement voluptueux. Vous fumeriez
enfermé dans votre chambre, étendu sur des coussins,
seul, dans le silence. Vous ne fumeriez pas dans la rue,
en public. Cette faculté dangereuse, mortelle, de nous
halluciner, le tabac ne la possède même pas, ou la possède à un degré très-faible et presque imperceptible. Le
seul très-petit plaisir physique que procure le tabac est un
plaisir des yeux ; après de longues recherches, j'en suis
resté convaincu et je vais vous en convaincre. Ça consiste
tout bêtement à regarder monter la fumée. Si vous fumez
la nuit, sans lumière, vous regardez, faute de mieux, le
bout incandescent et rouge de votre cigare, et vous en
faites, pour vous en apercevoir, tomber plus souvent la
cendre qui vous cacherait le feu. Essayez de fumer les
yeux fermés ; avez-vous jamais vu fumer un aveugle? Si
c'est un plaisir des yeux, vous pourriez aussi bien faire
brûler devant vous n'importe quelle autre substance ; il
n'est point indispensable que ce soit un poison, que ça
sente mauvais. J'ajouterai même que si ça sentait bon, ça
ajouterait au plaisir des yeux un plaisir de l'odorat. Si

c'est pour vous enivrer et faire des rêves incohérents,
fumez l'opium, prenez le narghileh, ou mieux encore le
haschisch. Ça vous énervera, ça vous tuera également,
mais du moins vous aurez atteint votre but : vous absenter
de votre raison, de votre vie, de la réalité. Si c'était un
besoin sérieux, si c'était un plaisir réel, ça n'aurait pas
duré si longtemps ; mais disons la vérité : c'est fondé sur
la vanité, et voilà ce qui rend cette sottise aussi robuste,
aussi vivace, aussi invulnérable. »

Les Naturalistes, et leur opinion a son poids dans la
balance, ont placé le tabac dans la classe des substances
narcotiques, et ce n'est pas sans raison. Si chez quelques-
uns le tabac produit une sorte d'excitation du cerveau,
chez d'autres, et c'est le très-grand nombre, il amène un
engourdissement de l'esprit, un état par lequel les heures,
les journées s'écoulent plus rapidement. La fumée du
tabac n'est pour le plus grand nombre de ceux qui la
recherchent qu'un préservatif contre l'ennui. Si l'esprit,
laissé à lui-même, s'inquiète et se sent mal à l'aise, quelques bouffées de tabac l'apaisent, le distraient, lui servent
d'objet. De tout temps, cette habitude a été celle des gens
dont la vie est semée de loisirs forcés, et l'on peut dire
de la pipe, plus justement encore que la comédie ne le
dit de la tabatière :

« Et par les fainéants, pour fuir l'oisiveté,
» Jamais amusement ne fut mieux inventé. »

Le cigare accompagne et distrait le voyageur solitaire.
A la fin d'une journée remplie de fatigue, semée d'inci-
dents fâcheux, fumer est un narcotique qui fait oublier.

Le prisonnier fume pour oublier et corriger les tristesses
de la prison; le vaincu en fait autant après la défaite. Le
travailleur réduit à chômer trompe en fumant et chasse
l'importun désir de son dîner absent; il est vrai que l'ouvrier fume encore pour faire paraître plus court le temps
du travail. L'Arabe, dans son désert, déprimé, découragé
courbé sous le joug du vainqueur, s'immobilise sous sa
tente, silencieux, inoccupé, vivant de l'air, du soleil et
d'un peu d'eau; accroupi sur le sable, il fume toute la journée pour s'étourdir, pour ne pas penser, pour tromper le
temps si long, absorbé dans la grave occupation, car il
faut bien que l'homme fasse quelque chose, de charger
sa pipe, de l'allumer et d'en tirer des bouffées de fumée.
Le matelot hollandais, entouré dans son pays d'un brouil-
lard presque sans fin, n'ayant de perspective que le ciel
et l'eau, ou lancé sur son navire dans des voyages du
tour du monde, désœuvré sur le pont qui pendant de
longs mois ne réclame de lui que peu de soins et un peu
de surveillance, fume lui aussi; il fume beaucoup, il
appelle cela chasser le mauvais air; en réalité il chasse
l'ennui, engourdi, absorbé, un peu hébété par la plante,
qui cette fois sera presque une fée bienfaisante.

Il semblerait, en voyant l'homme si empressé de s'absorber par l'usage du tabac et d'autres substances narcotiques, que la vie lui serait lourde et trop longue, alors
qu'elle est en réalité si courte et si fugitive.

Mais le tabac n'est pas seulement le passe-temps de
l'oisiveté, le calmant de la mauvaise fortune; il peut agir
plus fâcheusement. Nous avons été parfois consterné de

l'effet désastreux produit chez des jeunes gens par l'usage prématuré et inconsidéré de la pipe, fait malgré nos pressantes recommandations. La mémoire ne gagne point sous l'influence du tabac ; d'heureuses facultés primitives ont été voilées de bonne heure, et l'homme fait n'a point tenu ce qu'il promettait adolescent.

« Il n'est pas un fumeur, dit un écrivain recommandable, qui ne perde au moins deux heures par jour à fumer ; tous enterrent sous les cendres de leurs cigares ou de leurs pipes l'émail de leur imagination, le velouté de leurs pensées, enfin, ce que chaque journée apportait à la vie de nouveau, de vierge, de délicat. Il n'y a aucune comparaison à faire, à facultés égales, entre l'homme qui fume et celui qui ne fume pas. Le fumeur n'a ni le sens aussi sûr, ni le goût aussi fin, aussi délicat, ni la raison aussi fraîche, ni l'action aussi vive. Il n'est peut-être pas un fumeur, je parle des fumeurs hors ligne, qui soit capable de conduire et de mener à fin un grand projet, de telle nature qu'il soit. Je fais ici bien entendu une large part aux exceptions. Mais, cette obligation acquittée, je nie qu'un grand fumeur puisse être un grand poète, un grand écrivain, un bon mathématicien, un excellent peintre, quoique la peinture à vrai dire soit presque un art mécanique, un musicien fameux, enfin, rien de supérieur. »

L'oisiveté et le sommeil ne manquent pas de s'associer étroitement à l'existence du fumeur pour en partager les profits. Ces profits sont une imbécillité tempérée, une fausse contemplation, facile à dégénérer en une mélancolie douloureuse qui, avec l'âge, et l'âge vient vite pour les fumeurs, se change en une longue prostration morale et physique.

Dans un journal politique, l'*Estafette*, nous trouvons deux histoires saisissantes qui viennent à l'appui de la thèse que nous exposons; elles sont rapportées par un des rédacteurs, M. Suchet, qui a si justement la faveur du public; ce gracieux écrivain dit :

« J'ai connu un enfant de mon pays qui était spirituel, poète, ardent, inquiet, frémissant, flamboyant à tout propos d'enthousiasme et de tendresse, un de ces êtres jeunes, frais, turbulents et bons dont vous faites à l'instant votre frère, votre fils. Il promettait alors, quand le temps voudrait, une force, une lumière pour la génération. Je ne sais à la suite de quoi il se mit à fumer furieusement. Ces natures-là ne savent rien faire à moitié, ni le bien, ni le mal. Tout ce qu'il y avait de passion, de vigueur y a passé. Pays, famille, dedans, dehors, intérêt, ménage, amour, dignité, santé, la pipe a tout pris. Quelquefois il vient me voir, par souvenir, ne se sachant pas si éteint; il s'assied là devant moi, sans mot dire, levant à-demi autour de lui un regard atone, jadis le ciel de tant d'éclairs; si nous sommes seuls, il retire de sa poche une pipe soigneusement vêtue à l'encontre de tout frottement suspect, et la déshabillant comme fait de son petit une mère, il m'en montre le culot avec cet orgueil froid et malade du chimiste que son œuvre a mis sur les dents. Je n'admire pas, moi; je m'indigne! Alors il rhabille lentement sa bouffarde bien-aimée, la charge

religieusement, l'allume avec respect, et souriant du sou-
rire triste d'un ami méconnu, il s'en retourne en silence,
comme il est venu. Est-ce donc là, ô mon pays ! ce qu'il
fallait absolument que devint la jeunesse ? »

La seconde histoire n'est pas moins saisissante :

« Un honnête commerçant, simple de cœur, me faisait
l'autre jour sa douloureuse confession. Des circonstances
accumulées, une conjuration de chances mauvaises,
femme acariâtre, fils insoumis, et le reste, l'ont poussé
de heurt en heurt à la désolante nécessité de faillir ; un
désespoir pour les gens de petites affaires qui n'ont pas
les hautes idées qu'on prend dans les grandes. Il m'avouait
qu'il aurait pu attaquer de front et mettre en déroute son
infortune naissante, mais il en avait toujours été empêché
par l'impérieux besoin d'aller fumer sa pipe et boire sa
choppe à l'estaminet voisin, ne le pouvant faire en paix
chez lui, pendant une heure après le déjeûner d'abord,
puis tout le temps entre le déjeûner et le dîner, et succes-
sivement de l'après-dîner jusqu'au coucher.

Après quoi lui venait un sommeil lourd, féculent,
fuligineux, un réveil pénible, tardif, une torpeur
presque impossible à secouer. « De tous les hommes
vicieux, le fumeur est le pire, s'écriait-il. C'est un lâche
qui devient imbécille, qui par frayeur de combat s'ôte
jusqu'au moyen de se défendre. C'est un être tellement
déchu qu'il n'a plus le sentiment de sa dépossession. Que
maudit soit le jour où l'on m'a fait fumer ma première
pipe, mon ami ! » Et tout en me parlant ainsi, il chargeait,

4

rallumait la marseillaise sans y songer. Puis, rougissant,
il l'éteignit, la mit dans sa poche, prit son chapeau, sor-
tit et s'en alla à une tabagie plus éloignée que l'autre ou
il craignait moins d'être reconnu. Voilà tout ce qui lui
restait de bonne honte. »

Tristes exemples bien mémorables de l'influence malheureuse que le tabac peut exercer sur l'intelligence ; il
ne serait point difficile de les multiplier. La faculté de
sentir peut n'être pas moins éteinte, ainsi que l'établira
la petite anecdote qui va suivre. On ne sait pas tout ce
qui peut s'accumuler dans un cœur d'égoïsme et d'insensibilité : le seul exercice intellectuel que puissent se
permettre certains fumeurs, c'est le jeu de carte ; encore
y font-ils des fautes. On en a vu deux des plus intrépides
qui sont restés à jouer, fumer et boire, toute la journée
du 23 février 1848, aux vitres d'un café de la rue J.-J.
Rousseau. Ils se sont arrêtés à l'heure de se mettre la table;
ils ne savaient pas qu'il y avait une révolution !

La France avait donné l'exemple de la modération dans
l'emploi du tabac jusqu'à ces derniers temps ; et pendant
qu'ailleurs la propagation était rapide, notre pays se
distinguait dans toute l'Europe, par le peu d'usage que
l'on y faisait du tabac à fumer. Nulle part la pureté de
l'air n'était moins troublée par les âcres fumées de cette
plante, et on n'en connaissait guère l'odeur que dans les
tavernes et autres lieux de bas étage. On n'a tenté de
fumer que vers la fin du dix-huitième siècle et particuliè-
rement à l'époque de la révolution, lorsque l'esprit humain, lancé hors de toute voie, était avide d'user de tout,

d'essayer de tout, fut-ce du poison et de la mort. D'ailleurs on souffrait beaucoup alors, on souffrait de la faim, de la soif, des hommes et des choses, de la tête et du cœur ; on voulait s'oublier, on cherchait à s'étourdir, et il ne faut pas nier que le tabac soit un moyen d'endormir passagèrement la douleur (Gozlan). Nos armées cédèrent au vice comme à un besoin et elles nous le rapportèrent.

L'heureuse disposition des temps anciens qui, un instant, a semblé vouloir reparaître, est bien changée en ce moment. Faut-il l'attribuer à une certaine façon militaire qui a reparu dans nos mœurs depuis quelques années, et au rétablissement des veillées de la garde nationale? L'habitude s'est propagée peu à peu et a fini par gagner toute la population.

Qui pourra croire que l'introduction de la plante d'Amérique dans nos habitudes a pu changer notre esprit, notre caractère national. Et pourtant ce changement n'est que trop réel.

Nous avons en France, et avec justice, le privilége d'une réputation de politesse, d'urbanité, de sociabilité qui se sont bien affaiblies depuis l'introduction de la pipe dans nos usages. On ne reste plus les uns chez les autres maintenant. Adieu les après-diner d'hommes et de femmes, heures frivoles et charmantes, où la parole se donnait la peine d'être convenable, où l'on causait belles actions, bienfaisance, beaux arts, vertu et le reste. Aujourd'hui, le café pris, et quasi sans dire bonsoir, vous partez et vous allez faire les beaux fumeurs en des lieux où l'on

pense pesant, où l'on parle grossier ; là, les sentiments
sentent l'écurie et les gaîtés sont de mauvaise maison ;
mais on y fume. Et les femmes délaissées sont réduites
pour remplir les fastidieux loisirs que leur font les
hommes, à s'occuper de leurs rubans, de leurs crino-
lines, de leurs chapeaux dans le cou, selon la mode,
quoique la raison les veuille ailleurs pour protéger la
tête et les yeux.

En comparant, par la lecture et l'étude de l'histoire,
la société ancienne avec celle d'aujourd'hui, on sera
frappé de la différence. L'antique politesse, l'exquise
urbanité qui distinguait la société française n'existe plus.
Ceux-mêmes qui ont assez d'âge peuvent remarquer que
depuis trente ans le changement est grand dans nos
usages et notre société, et que s'est réalisée à la lettre et
se réalise encore l'opinion prophétique qu'exprimait,
voilà quelques années, un écrivain qui certes par sa
position devient une autorité, le docteur Véron : L'habitude du cigare, disait-il, si universellement répandue
en France, modifiera assurément, dans un espace d'un
certain nombre d'années, la race, le caractère et l'esprit
français. C'est d'ailleurs un trait qui révèle les penchants
des temps nouveaux que cette passion insensée dont nous
sommes pris pour le cigare. Le désir de jouissances nouvelles nous pousse aujourd'hui, hommes et femmes, à
tous les ridicules, à tous les excès.

Cette modification dans le caractère et dans l'esprit
français, telle qu'elle s'est déjà opérée, est considérable.
Il n'est donc pas étonnant qu'elle ait fixé l'attention de

plusieurs observateurs qui s'en sont expliqués dans des pages éloquentes. Un d'eux résume son opinion dans les lignes que voici : En attendant que le consentement général de la bonne compagnie se soit prononcé, il est permis de réunir des forces contre une innovation que nos pères, moins retenus que nous sur ce point, auraient sans aucun scrupule qualifiée de barbare. Ce n'est point le lieu d'un tel réquisitoire ; qu'il nous suffise de faire observer que cette habitude de fumer, qui commence à s'insinuer comme en Allemagne, jusque dans la bonne compagnie, tend à modifier le caractère français...

Le philosophe Raynaud s'exprimait ainsi en 1840 ; que penserait-il, que dirait-il aujourd'hui !

.... Même en faisant grâce à la fumée, ce qui est généreux, il reste dans les appartements et sur les vêtements une odeur dont cette fumée est la source et que pas un fumeur, je pense, n'oserait absoudre. Pour celle-là, quelque condescendance qu'on y mette, il est impossible de lui donner brevet d'admission parmi les aromates, et tout le monde convient qu'elle est insupportable. Non-seulement ce qui est extérieur à la personne s'en ressent, mais la personne elle-même s'en imprègne et l'haleine, en dépit de toute précaution, en conserve la trace. Il n'y a donc pas à contester que l'usage du tabac ne soit contraire à la véritable élégance ; jamais l'imagination ne lui donnera place dans une société idéale, et je ne crois même pas que les Musulmans aient osé le ranger parmi les jouissances de leur ciel. D'ailleurs, il est dès à présent évident que jamais les femmes, cette force conservatrice

de la délicatesse, du bon goût, ne s'y prêteront. Leur
refus de s'associer aux hommes, pour le partage de ce
parfum, porte en lui le germe d'un arrêt de mort qui se
réalisera tôt ou tard. Puissent-elles en hâter l'exécution
par une conspiration plus énergique contre une coutume
qui tend à séparer les hommes d'avec elles et à gâter
cette politesse et ce continuel concert des deux sexes qui
sont en première ligne parmi les agréments de nos
mœurs. Le pouvoir des femmes sur le maintien et le
perfectionnement de la France, pour agir moins fastueu-
sement, n'est pas moindre que celui que les hommes
exercent au grand jour par la politique ; et c'est un pouvoir sur la responsabilité duquel elles doivent réfléchir,
car il est grand dans le monde et elles en doivent rendre
compte. Un dernier reproche que je me plais à faire au
tabac, et ceux qui connaissent toute la valeur des arts ne
le jugeront peut-être pas trop futile, est d'habituer les
yeux à des formes vagues et nébuleuses par le spectacle
que ses pensées lui présentent. A l'opposé de ces lignes
calculées et de ces proportions précises de l'architecture
et de la statuaire, les contours de la vapeur que le tabac
dégage remplissent l'imagination, quand la vue a pris
l'habitude de s'y reposer, du sentiment instinctif de l'in-
déterminé. La contagion s'étend, et l'esprit lui-même se
relâchant du soin de la netteté, s'abandonne à produire
ses conceptions comme des nuages sans but que rien n'attache et que rien ne dirige. Je vais même quelquefois
jusqu'à me persuader que le génie des Allemands pren-
drait peut-être plus de rigueur, si quelque révolution
domestique abattait un peu de cette fumée qui remplit
les cabinets de leurs savants et de leurs philosophes, et

que la nôtre, à la longue, pourrait en voir s'altérer les
qualités qui la distinguent, si l'usage de vivre constamment
au milieu d'une atmosphère de nuages venait, par
malheur, à se naturaliser parmi nous. Mais je m'arrête,
car je craindrais que l'on me soupçonnât, et l'on se
tromperait, d'être animé dans cette poursuite par une
antipathie personnelle. Je me résume en demandant si,
après tout, tant de peines que se donnent les hommes,
d'un bout à l'autre des deux continents, pour cultiver et
préparer le tabac, ne pourraient pas, avec plus d'avantage,
se consacrer à la création d'une autre jouissance,
et si, chez nous en particulier, il ne serait pas aisé de
tirer un plaisir plus noble et plus profitable de tant de
millions qui se dissipent annuellement en une vaine et
improductive fumée.

Quelques hommes très-éminents ont énergiquement
exprimé leur opinion sur l'usage du tabac et ses mauvais
effets. Ces opinions viendront en aide à la nôtre ; car il
ne nous convient pas de faire seul l'histoire du tabac.
Notre autorité, malgré le droit que nous donnent les
années, une attention persévérante, des études spéciales,
serait bien faible contre le débordement universel, et a-
t-elle grand besoin d'être appuyée par des autorités plus
puissantes. L'illustre homme d'état, Thiers, parlant un
jour à la tribune de l'assemblée législative dans une question
de tabac se servait de cette expression : l'usage du
tabac, ce *vice peu élégant.*

L'homme le plus spirituel de France, Alexandre Dumas
voudrait bien dire, dans ses mémoires publiés voilà quel-

ques années, tout ce qu'il pense de mal du tabac; il laisse voir sa vive répugnance, il s'abstient de l'exprimer tout-à-fait par considération pour son fils qui est un homme d'esprit et un grand fumeur. »

La plus grande illustration de notre siècle, Napoléon premier, après avoir quelque peu essayé d'une pipe, précieux présent du sultan, la rejeta avec dédain : Décidément, dit-il, fumer n'est bon qu'à desennuyer les fainéants.

On lit dans un ouvrage remarquable qui vient de paraître, HENRI IV ET RICHELIEU, par Michelet, qui a retrouvé la plume profonde de Tacite et le fouet cinglant de Juvénal, l'appréciation suivante :

« Il a rapporté jusqu'à nous un milliard et demi; mais qui calculerait ce qu'il nous a fait perdre par la vaine rêverie, l'inaction et l'énervation? C'est un secours pour le travailleur en plein air dans des lieux humides, pour le marin peut-être; mais pour tous les autres un fléau, une source de nombreuses maladies du cerveau, de la moëlle et de la poitrine, d'une entre autres, la plus triste, de cracher toujours en parlant. »

Nous ne voulons pas abuser en continuant ; *est modus in rebus.*

Dans des lectures et des recherches qui sont innombrables, nous n'avons jamais trouvé deux lignes sérieuses en faveur du tabac.

Nous avons expliqué les effets du tabac sur la santé de

l'homme, sur ses plaisirs, sur son intelligence, sur la société. Cette histoire resterait imparfaite si nous passions sous le silence quelques points qui, pour être accessoires, n'en ont pas moins leur importance. Ces points ont trait à l'économie sociale ; disons-en quelques mots, car cette étude est plus philosophique et sociale qu'on ne pense.

L'usage du tabac a créé pour les hommes un besoin nouveau. Ce besoin nouveau était-il bien nécessaire ? La nature qui veille sur nous en bonne mère ne nous en avait donné que trois ou quatre. La civilisation qui a commencé par nous faciliter la satisfaction de ces trois ou quatre besoins, y a ajouté une trentaine d'autres besoins, et la sottise (le mot est du judicieux et spirituel critique Karr) une centaine. De ces besoins viennent la dépendance, les tyrannies, la nécessité du travail incessant, la pauvreté du plus grand nombre. Chaque habitude est une corde de servitude, chaque besoin est une chaîne. Notre génération se perd par les besoins nouveaux. Le pain quotidien s'est tellement compliqué de fricots divers, d'assaisonnements variés, de condiments ruineux ; il se mange dans de telles assiettes, sur de telles tables, dans de tels logis qu'on ne conquiert plus la jouissance de ces accessoires devenus si importants pour beaucoup, les uns que par un travail de galériens, les autres que par la servilité et par le crime.

Si bien que ce pain quotidien, ce n'est plus à Dieu qu'il faut le demander chaque matin, mais au diable. (Karr).

Voilà donc notre société déjà gênée par l'obligation de contracter beaucoup d'autres besoins futiles, condamnée à une dépense nouvelle ; triste conquête de notre époque ; ce n'est pas son titre de gloire. Cette dépense obligée de tous les jours, et malheureusement pour le fumeur elle est à répéter bien souvent, et pour certains presque incessamment, finit par atteindre à la fin de l'année un chiffre ruineux. Le grand riche a donné l'exemple ; il suffit à son vice. Le moyen riche imite et non sans effort ; il est suivi par l'ouvrier qui se croit bien permis, en nos jours de liberté et d'égalité, d'user du même passe-temps que les autres classes de la société. Or l'ouvrier de nos campagnes, je le cite parce qu'il est le plus nombreux, gagne huit sols en hiver et douze sols en été ; il fume, l'un dans l'autre, un sol par jour ; total dix-huit francs à la fin de l'année. Mais cette somme de dix-huit francs répétée chaque année est un trésor pour beaucoup. Avec elle il fut venu en aide à sa pauvre famille ; avec elle il eût acheté un vêtement, non de coton peu serviable en hiver, mais de bonne laine, et ce vêtement protecteur l'eût préservé d'une fluxion de poitrine qui le tue et laisse sa femme et ses enfants à tous les hasards de la charité publique ; il l'eût préservé d'un refroidissement qui le jette malade au lit et lui fait perdre, pendant une semaine, un mois, le fruit du travail, perte qui accroît la gêne et la misère de la famille ; il l'eût préservé de ces affreuses douleurs de rhumatisme, qui une fois contractées ne quittent plus et rendent la vie un supplice.

Pour une autre classe, ce besoin factice n'est pas moins onéreux. Non seulement la mode, mais la vanité s'en mêle ; on veut être vu fumant des cigares chers, souvent, et y dépensant beaucoup d'argent ; puis il en

est de cela comme de toutes les modes, on a l'ambition
de faire plus que tout le monde. La fin d'un paquet de
cigares est bientôt trouvée ; on fume le matin pour chasser le mauvais air qui n'existe pas ; après le déjeûner et
le dîner pour aider la digestion qui s'en passerait bien ;
le soir par désœuvrement ; au milieu du jour avec un ami
pour lui faire honneur. L'entretien d'un cheval, le paie-
ment d'un loyer ou du mémoire du tailleur serait moins
cher. Puis autre sujet de dépense : la pipe vous conduit
à boire, la pipe altère ; voyez ces négociants, ces rentiers,
ces fabricants, ces marchands, ces commis qui viennent
en troupe et invariablement user là leurs soirées à culot-
ter des pipes et vider des canettes ! Ils ne fument pas
seulement, ils boivent ; ils boivent de la bière ; la fumée
appelle la bière, le tabac aime la bière, et qui dit une
pipe fumée dit pour le moins une chopine bue. Tous les
fumeurs sont buveurs ; lisez Giacomini ; ils s'hyposténisent
par le tabac, ils se relèvent par les alcooliques. Ces deux
ivresses finissent par se confondre à force d'allées et
venues réciproques.

En France, il se consomme beaucoup plus d'argent de
tabac que partout ailleurs, parce que le tabac s'y vend à
plus haut prix, et parce que la vanité nous faisant fumer
des cigares chers, c'est sur le tabac de première qualité
ou plutôt de premier prix que se jette la consommation.
Mais que d'œuvres utiles on accomplirait avec ces millions
réduits en fumée, que d'actes de bienfaisance on produi-
rait, que de misères on soulagerait ; œuvres utiles, actes
de bienfaisance, travaux d'agriculture qui restent en
retard ou sans exécution parce qu'il a plu à la mode de

brûler la chandelle par les deux bouts. Et en contem-
plant tant de misères de toutes sortes auxquelles la cons-
cience humaine doit raisonnablement aide et protection,
n'y a-t-il pas lieu de gémir de voir réduire exactement
en fumée les millions qui trouveraient un si honorable et
légitime emploi. Représentez-vous, dit Karr, le peuple
français occupé à fumer cent millions ; supposez que cette
somme soit en papier monnaie, en billets de banque,
que chacun brûle, pour regarder la flamme, un, deux,
trois, dix billets de cent francs, ça ne serait pas plus
bête que de regarder la fumée d'une somme équivalente
sous la forme nauséabonde de cigares, et au moins ça ne
serait pas malsain et vénéneux.

Et notre jeunesse, notre sang, notre espoir, notre
joie ; nos enfants utilisant la première verve dans les
maisons de commerce ou les écoles ! que deviennent-ils
dans ce torrent de la mode stupide et sans plaisir ? Elle
contracte l'habitude de la dépense superflue, des passe-
temps abrutissants (Luchet prononce le mot), du loisir
peu noble ; mauvais début pour entrer dans la vie sérieuse,
utile et digne. Quant à nos étudiants, auxquels nous
faisons de pension le plus clair de nos revenus, voyons
comment ils s'en nourrissent, nos grands et beaux étudiants : soixante centimes au déjeûner, quatre-vingts
centimes ou un franc au dîner, trois francs de tabac et de
bière et cinquante centimes de chambre font le reste.
Quant aux habits et aux bottes, mémoire. On a mal
mangé, c'est vrai, mais on a bien fumé ! aussi comme
ils sont sages ! autrefois leur génération était une terreur ;
à présent elle est un exemple. Quand ils reviendront dans

leur province, leur mine hâve passera sur le compte de leurs études ; soignez-les alors, mais ne les interrogez pas ; il n'est pas bon d'ailleurs qu'un homme en sache trop (Luchet).

Quelle faute donc de se créer de nouveaux besoins, de faux et superflus besoins, des besoins en dehors de ce que prescrit la nature ! N'ayez que les vrais besoins et les vrais plaisirs ; interrogez soigneusement et nettement ceux qui se présentent comme tels : besoin, es-tu un vrai besoin ? plaisir, es-tu un vrai plaisir ? et l'un et l'autre ne vous faites-vous payer que ce que vous valez ?

Comptez ce que vous coûte un plaisir, et voyez si la même somme ne pourrait pas s'appliquer plus agréablement à d'autres plaisirs plus réels (Karr).

Ne taisons pas le désordre social entré dans nos habitudes par l'usage du tabac ; et pourquoi n'aurons-nous pas notre mot de réprobation contre l'horrible puanteur que le tabac fumé laisse après lui. Si, en s'efforçant, on prend quelque plaisir dans l'arôme qu'exhalent des bouffées passagères, qui ne sera pas révolté de l'odeur fétide dont s'imprègnent les vêtements de laine, les tentures de soie de nos chambres, les livres de nos cabinets où l'on a pipé, puanteur dont une ventilation exacte ne débarrasse qu'à la longue. — Vous sortez du cercle et vos habits empestés vous annoncent de l'antichambre. Ça sent mauvais ! il vient des hommes ! Si vous aimez les mauvaises odeurs, ayez en chez vous, dans un flacon soigneusement fermé ; respirez-le à votre aise ; mais ne l'imposez pas aux autres; vous n'avez pas le droit de l'infliger à ceux qui ne l'aiment pas. Laissez aux vieux et aux mal élevés le droit de sentir mauvais.

Mais sortant du cercle ou de l'estaminet, vous continuez votre cigare dans la rue, crachant à qui marche derrière vous des camoufflets et des brandons ; vous ouvrez la bouche pour parler à un ami, ou lui à vous; c'est l'âcre traînée d'un cigare qui s'y jette, et la cendre qui vous éraille les yeux. Quel droit avez-vous de gêner le passant, le voisin, de gâter la pureté de l'air que je respire, de m'enlever le plaisir de la promenade, de me priver de la fraîcheur de la verdure, du parfum des fleurs pour y substituer l'exhalaison de votre pipe?

La pipe a un genre de danger qui n'a été signalé par personne et qui mérite pourtant bien qu'on en parle. Les incendies dont elle est la cause ne pourraient se compter. On fume au lit, le feu prend aux rideaux et se propage vite. On fume négligemment dans sa chambre et des étincelles échappées touchent le tapis, le feu s'y fixe insensiblement pour éclater plus tard. Combien d'allumettes jetées avec un sans gêne et une insouciance des plus blâmables par le fumeur de nos campagnes, sur les feuilles sèches, ont déterminé, le vent aidant, dans les forêts, dans les champs, dans les habitations, des désastres déplorables! Le coupable ne se vante pas; mais le mal est fait, il est immense, il est irréparable, et il recommencera demain, tant sont grands l'insensibilité, le laisser-aller atone et sans cœur du fumeur.

Le tabac est frappé d'un impôt qui rapporte à l'État des bénéfices se mesurant par une infinité de millions. Toute appréciation de cet impôt sera écartée dans ces pages où sont discutées seulement des questions de science naturelle, d'hygiène, de convenance, de mœurs. Cet impôt est établi sur la libre fantaisie du public. Tous les économistes le considérant comme un des plus légitimement établis et des plus acceptables, l'élever ne serait pas un mal; mais ces questions sont en dehors de notre sujet.

Pour résumer, la conclusion la plus directe à tirer des considérations qui viennent d'être exposées sera donc celle-ci :

Le tabac dont le genre humain s'est si bien passé pendant tant de siècles est une innovation malheureuse.

A petite dose il tue.

A dose plus faible encore, à la longue, il dérange la santé de ceux qui n'ont pas une force suffisante de réaction.

Il n'est point favorable à l'exercice de l'esprit, au développement de la pensée; il absorbe plutôt et diminue l'intelligence.

Il pue.

Il crée un besoin factice, onéreux.

Il gâte la société française.

Il est cause d'incendie.

En un mot, il a de grands inconvénients qui ne sont rachetés par aucun avantage.

Quel but donc s'est proposé l'auteur en traçant ces lignes ? A-t-il voulu lancer un pamphlet, prêcher un sermon, faire une leçon ?

Pamphlet ; non, si ces lignes sont l'expression de la vérité purement et simplement ; et je crois qu'il en est ainsi.

C'est donc un sermon ? pas davantage. Nous n'avons pas l'humeur prêcheuse ; nous sommes de ceux qui acceptent l'humanité telle qu'elle est et peu croyants à l'endroit de la réforme. Les Luther et les Calvin sont rares. Les seuls modérateurs de nos défauts sont le prêtre qui enseigne dans sa chaire et le juge qui réprime sur son tribunal ; et nous ne sommes ni l'un ni l'autre.

C'est donc une leçon ?

Peut-être.

A quoi sert d'élever la voix dans le désert ; à quoi bon la leçon devant les sourds et les aveugles ; la leçon à l'encontre de l'entraînement général, de l'empire de la mode, de la puissance de l'imitation, de la force de tant d'autres causes ?

Celui qui sème sur la terre mal préparée répand la semence à pleines mains ; il compte sur la perte d'une grande partie de ses soins ; mais les quelques grains qui rencontrent la terre féconde et bien préparée, qui se développent et fructifient, récompensent au centuple le cultivateur de son entreprise.

Ce travail était terminé depuis longtemps et en grande partie imprimé, quand un heureux hasard mit sous nos yeux un chapitre de M. Michelet sur le sujet qui nous occupe. Son opinion est la nôtre, sa preuve est notre preuve ; seulement le récit se produit avec des accents dont cet écrivain a seul le secret. Ce chapitre est intitulé *le Sabbat, l'Alcool, le Tabac*. Nous en reproduirons quelque peu pour nous servir de péroraison.

« . . . . . Si la foi au diable était faible, si l'imagination tarissait, on y suppléait par d'autres moyens. La pharmacie venait au secours. De tout temps, les sorcières avaient employé les breuvages du trouble et de la folie, les sucs de la belladone et peut-être du datura, rapportés de l'Asie-Mineure. Le roi du vertige, l'herbe terrible dont le Vieux de la Montagne tirait le haschisch de ses Hassassins, ce fameux Pentagruélion de Rabelais, ou, pour dire simplement, le chanvre, fut certainement de bonne heure un puissant agent du sabbat.

» A l'époque où nous sommes (XVIIe siècle), l'appât du gain avait conduit les apothicaires à préparer toutes ces drogues. Nous l'apprenons par Leloger. Ce bonhomme est terrifié de voir que l'on vend maintenant le diable en

bouteilles : « et plût au ciel, dit-il, qu'il ne fût pas si
commun dans le commerce. »

» Mot instructif et triste. A partir de cette époque, on
recourut de plus en plus à cette brutalité de prendre
l'illusion en breuvage, la rêverie en fumigation. Deux
nouveaux démons étaient nés, l'alcool et le tabac.

» L'alcool arabe, l'eau-de-vie distillée chez nous au
treizième siècle, et qui, au seizième, est encore un remède assez cher pour les malades, va se répandre, offrir
à tous les tentations de la fausse énergie, la surexcitation
barbare, un court moment de furie, la flamme suivie du
froid mortel, du vide, de l'applatissement.

» D'autre part, le narcotique de pétun ou nicotiane (on
l'appelle maintenant le tabac) substitue à la pensée sou-
cieuse l'indifférente rêverie, fait oublier les maux, mais
oublier les remèdes. Il fait onduler la vie, comme la fumée légère dont la spirale monte et s'évanouit au hasard.
Vaine vapeur où se fond l'homme insouciant de lui-même,
des autres, de toute affection.

» Deux ennemis de l'amour, deux démons de la soli-
tude, antipathiques aux raprochements sociaux, funestes
à la génération. L'homme qui fume n'a que faire de la
femme : son amour, c'est cette fumée où le meilleur de
lui s'en va. Veuf dans le mariage même, qu'il le fuie, il
fera mieux.

» Cet isolement fatal commence précisément avec le

dix-septième siècle, à l'apparition du tabac. Nos marins de Bayonne et de Saint-Jean-de-Luz, qui l'apportaient à bon marché, se mirent à fumer sans mesure, trois ou quatre fois par jour. Leur insouciance naturelle en fut étrangement augmentée. Ils restaient à part des femmes et elles s'éloignaient encore plus. Dès le début de cette drogue on put prévoir son effet. Elle a supprimé le baiser.

» Les jolies femmes de Bayonne, fières, hardies, cyniques, déclaraient au juge Lancre que cette infâme habitude des hommes leur faisait quitter la famille et les rejetait vers le sabbat, disant en femmes de marins : « Mieux vaut le derrière du diable que la bouche de nos maris. »

» C'est en 1610, date fatale qui ouvre les routes où l'homme et la femme iront divergents.

» Si celle-ci est solitaire, dépourvue du soutien de l'homme, je crains pour elle un amant. C'est ce consolateur sauvage, ce mari de feu et de glace, le démon des spiritueux. C'est lui qui de plus en plus sera le vrai roi du sabbat.

» Cela rendra dans quelque temps le sabbat même inutile. La sorcière, en son grenier, seule avec le diable liquide qui la brûle et qui la trouble, se fera la folle orgie, toutes les hontes du sabbat.

» Les femmes, dans tout le nord, ont cédé aux spiritueux, et les hommes partout au tabac. Deux déserts et

deux solitudes. Des nations, des races entières se sont
déjà affaissées, perdues dans ce gouffre muet, dont le
fond est l'indifférence au plaisir générateur et l'anéantis-
sement de l'amour.

» En vain les femmes de nos jours se sont tristement
soumises pour ramener l'homme à elles. Elles ont subi
le tabac et enduré le fumeur qui leur est antipathique.
Lâche faiblesse et inutile. Ne voient-elles donc pas que
cet homme, si parfaitement satisfait de son insipide plaisir, ne peut, ne veut guère? Le Turc a fermé son harem.
Laissez que celui-ci de même s'en aille par le sentier où
nos aînés d'Orient nous ont précédés dans la mort. »

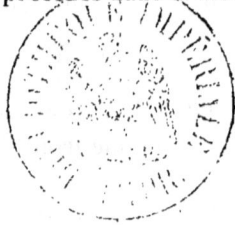

www.ingramcontent.com/pod-product-compliance
Lightning Source LLC
Chambersburg PA
CBHW032314210326
41520CB00047B/3090